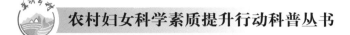

农村妇女科学素质提升行动科普丛书

妇幼保健100问

中国农学会　中华医学会　组编

U0239196

中国农业出版社

编 委 会

写给农村姐妹们的知心话

姐妹们：

经过近一年的辛勤工作，"农村妇女科学素质提升行动科普丛书"就要与大家见面了。我们全体工作人员首先向你们致以最诚挚的问候！

"妇女能顶半边天"，但在我国乡村，勤劳勇敢的妇女们顶起的几乎是"整个天"。你们既"主内"，又"主外"；既要生产劳作，又要操持家务；既要照顾老人孩子，又要应对各类问题。看到沉重的担子压在你们瘦弱的肩上，我们真心地想要帮姐妹们一把。

我们知道，你们期盼家庭富裕，家乡发展，环境改善，希望用自己的力量创造美好的新生活。正是针对这一愿望，我们组织有关方面的专家精心编制了这套科普系列读本，为大家提供科学种植、健康养殖、环境保护、妇幼保健、心理健康、法律法规等方面的适用知识、科学理念和实用技术，帮助大家逐步提高科学生产、健康生活和科学发展的素质和能力，把家乡建设得更美好，让生活过得更幸福！

这套科普系列读本图文并茂，通俗易懂，科学简明，务实管用，希望你能够喜欢。在编创过程中，得到了农业部科技教育司、中国科协科普部、全国妇联妇女发展部的大力支持；中华医学会、北京大学第一医院、农业部管理干部学院、北京农业职业学院、中国科学院心理研究所、中国环境科学学会等单位的有关专家也付出了辛勤的劳动，给予了真诚的帮助。值此谨致谢忱！

希望这套科普丛书能为提高广大农村妇女的科学文化素质略尽绵薄之力！

中国农学会　中华医学会

2014年3月8日

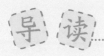

导 读

　　农村妇女是支撑农村家庭的重要力量，由于医疗保健知识的缺乏和看病就医条件的不足，农村妇女的健康状况令人担忧。农村姐妹们的健康状况不仅关系着家庭的幸福，对中华民族整体素质也有着深切的影响。因此，大力开展农村妇女健康科普教育十分必要。

　　这本小册子就是围绕农村妇女家庭生活中常遇的100个健康问题，针对性地给出科学易懂、简单明了的解答。主要分为：妇女保健、儿童保健、预防高血压、关注糖尿病、冠心病要早治疗、防治脑血管病、远离传染病、医学常识等八个章节。这里面既有育龄妇女需要注意的保护身体、科学育儿的知识，也有中老年妇女需要防治的慢性病、老年病知识；还有日常生活中远离传染病和预防药物伤害的小常识。希望这本小册子能对提高广大农村姐妹的健康意识、保持健康身体发挥有益的作用！

编　者

2014年3月8日

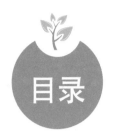

目录

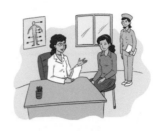

第二章
儿童保健

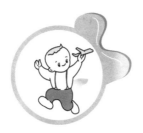

第三章

**预防
高血压**

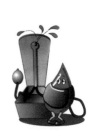

第四章

**关注
糖尿病**

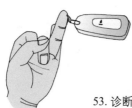

第五章

冠心病
要早治疗

第六章

防治
脑血管病

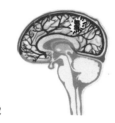

第七章
远离
传染病

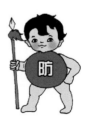

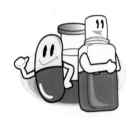

第八章

医学常识

第一章　妇女保健

1. 经期怎样保健？

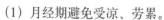

答案

（1）月经期避免受凉、劳累。

（2）使用清洁卫生巾，注意勤更换。

（3）设专用浴盆和毛巾。每日用温水清洗外阴，更换内裤，清洗后在阳光下晾晒。

2. 为什么孕期妇女要补充叶酸？

答案

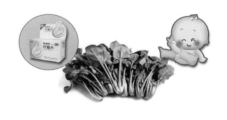

（1）有助于预防胎儿神经管缺陷，包括脊柱裂和无脑儿等非常严重的出生缺陷。而神经管缺陷是中国常见的新生儿先天畸形。

（2）有助于降低宝宝其他类型的出生缺陷的风险，比如唇颚裂和某些类型的心脏缺陷。

（3）预防孕妇贫血。

（4）对于DNA和细胞的基本结构都非常重要。

（5）服用含叶酸的多种维生素，可能会减少孕妇患先兆子痫的风险。

3. 母亲患了感冒还可用母乳喂婴儿吗？

答案

妈妈感冒时，不影响哺乳。上呼吸道感染是很常见的疾病，妈妈患感冒时，坚持哺乳，反而会使宝宝从母乳中获得相应的抗体，增强抵抗力。

在妈妈患重感冒时，应尽量减少面对面的接触，可以戴口罩，以防呼出的病原体直接进入宝宝的呼吸道。

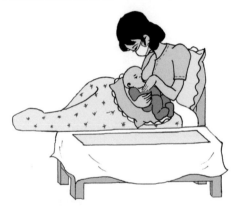

4. 为什么怀孕后要做产前检查？

答案

（1）可以及时发现疾病；

（2）可以了解胎儿发育情况；

（3）可以及早发现妊娠并发症；

（4）可以得到卫生科学指导；

（5）可以预测分娩时有无困难。

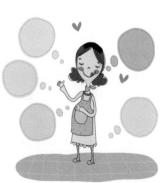

5. "保险期"避孕可靠吗?

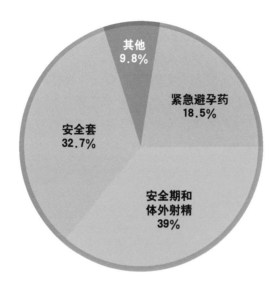

占避孕失败比例

育龄女性从本次月经来潮开始到下次月经来潮第一天，称为1个月经周期。月经周期分为月经期、排卵期和安全期。安全期避孕是在排卵期内停止性生活的一种避孕方法。

女性的排卵期一般在下次月经来潮前的14天左右。推算排卵期，只适用于月经周期一向正常的女性。

在所谓的"安全期"避孕是不可靠的。

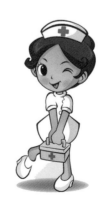

6. 避孕有哪些方法？

答案

针对不同的人群，建议选用不同的避孕方法。

避孕方法可分为药物避孕、工具避孕、安全期避孕、体外射精避孕、节育手术避孕等。

药物避孕又分为外用避孕药、口服长效避孕药。

口服避孕药分为短效避孕药、紧急避孕药等。每种药物的服用方法都有严格的要求，因此要严格按照药品说明书的要求服用。

一旦出现停经应及时到医院进行相关检查。

温馨提示

事后避孕药只能在偶然的意外情况下使用，并且它只对前一次房事有补救作用，对于服药后的房事，仍应采取其他可靠的避孕措施。

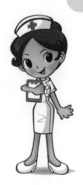

7. 什么是阴道炎？

答案

阴道炎是阴道黏膜及黏膜下结缔组织的炎症，是妇科常见的疾病。

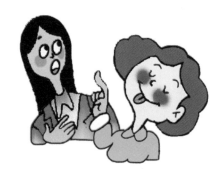

8. 阴道炎有哪些类型？

答案

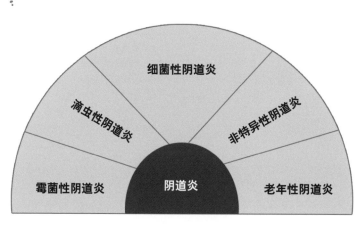

细菌性阴道炎

滴虫性阴道炎

非特异性阴道炎

霉菌性阴道炎

阴道炎

老年性阴道炎

9. 怎样治疗阴道炎？

> 　　阴道炎根据不同感染分为：霉菌性阴道炎、滴虫性阴道炎、细菌性阴道炎、非特异性阴道炎、老年性阴道炎等，每种阴道炎的治疗有所不同。

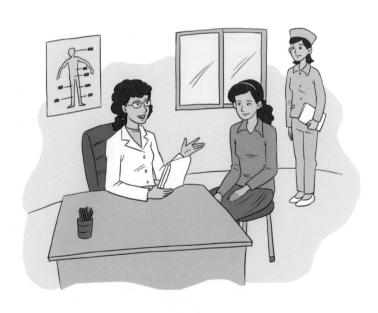

　　发现阴道分泌物异常，应到医院进行相关检查，按照医生开具的药物和要求进行治疗。绝对不可自行判断随意采取某种方法对付。

10. 不孕不育是不治之症吗？

答案

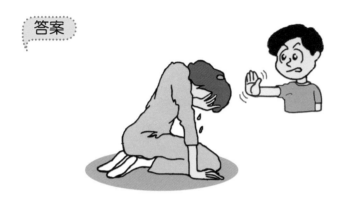

　　结婚后一年不避孕未怀孕为不孕不育。不孕不育不是不治之症，目前有许多方法可以检测和治疗，不孕不育夫妇可以到较大的正规医院进行检查和治疗。

11. 更年期身体会发生哪些变化？

答案

　　绝经意味着女性进入更年期，此期会出现多汗、失眠、脾气急躁、阴道干涩、皮肤干燥、眼花等一系列不适症状，随之身体内脏、血管都会发生一些变化。症状严重者应到医院就诊。

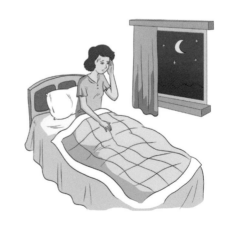

12. 子宫肌瘤有哪些表现？

答案

子宫肌瘤的症状与肌瘤的大小、数目及并发症有关。一般情况可出现：月经过多、腹部包块及包块压迫症状，如尿频、大便困难、不孕、腹痛、白带多、贫血等。

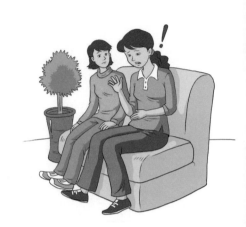

13. 怎样治疗子宫肌瘤？

答案

子宫肌瘤的治疗应根据患者年龄、生育要求、症状及肌瘤的部位、大小、数目等全面考虑，做到个体化治疗。

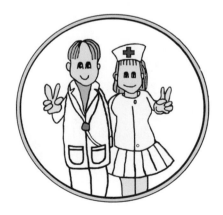

14. 预防更年期综合征的方法有哪些？

答案

　　保持乐观、开朗、愉快的心境和精神状态，多进行智力活动，保持思维的敏捷。随遇而安，解除不必要的顾虑与烦恼，保证劳逸结合和充足的睡眠。注意体重与营养，适当减少食物摄入量，特别要注意减少高胆固醇、高饱和脂肪酸和高营养类食物的摄入。适当的体力劳动和体育锻炼，可以促进血液循环和呼吸功能，能够有效地预防妇女更年期综合征伴发的心血管疾病及骨质疏松症等，但要注意避免过度劳累和大运动量的活动。预防妇女更年期综合征，还应该多与医生交流，适当进行心理咨询或心理治疗，对于妇女更年期容易出现的悲观、抑郁等情绪，尤其要引起注意，做到早发现、早治疗，必要时在医生指导下进行激素替代治疗。

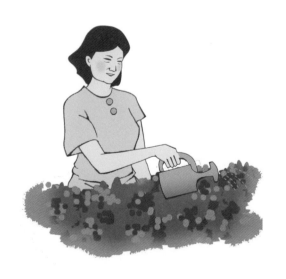

15. 妇女"两癌"免费筛查指的哪"两癌"？

答案

农村妇女"两癌"免费筛查指的是：

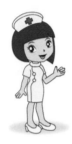

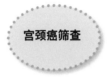
宫颈癌筛查

乳腺癌筛查

16. 什么是TCT检查？

答案

  TCT是液基薄层细胞检测的简称，TCT检查是采用液基薄层细胞检测系统检测宫颈细胞并进行细胞学分类诊断，TCT宫颈防癌细胞学检查对宫颈癌细胞的检出率为100%，同时还能发现部分癌前病变，微生物感染如霉菌、滴虫、病毒、衣原体等。

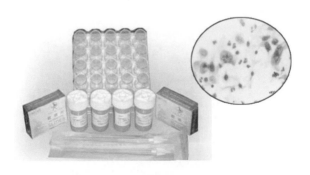

17. 宫颈癌的预防方法有哪些？

答案

开展性卫生教育，提倡晚婚、少育。宫颈癌的预防分为三级预防：

一级预防：应用疫苗。对青少年女性及早使用疫苗，预防HPV感染。

二级预防：宫颈筛查。定期开展宫颈细胞学筛查。

三级预防：检查治疗。对发现异常结果的妇女，进一步检查治疗，把病变阻断在癌前期或早期。

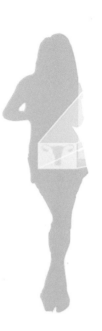

18. 宫颈癌的早期症状是什么？

答案

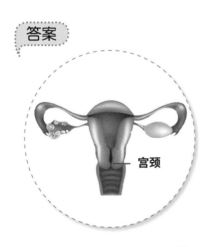

宫颈

早期一般只局限于宫颈,还没有向周围其他组织蔓延时,病人一般不会有明显的症状。往往是性交后少量有出血,或月经不规则,或是绝经后又出现阴道出血。

19. 宫颈癌筛查方法有哪些?

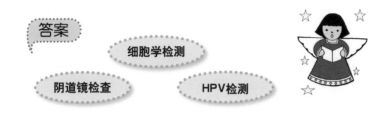

答案

细胞学检测

阴道镜检查

HPV检测

20. 发现乳房肿块应该怎么办?

答案

　　发现乳腺无痛肿块、乳头内陷、乳房橘皮样改变、腋窝淋巴结肿大等应立即到医院看医生。

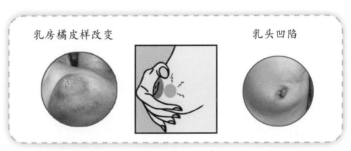

乳房橘皮样改变　　　　　　　　　乳头凹陷

21. 怀疑乳腺癌需做哪些检查?

答案

　　乳腺检查有大夫触摸判断、乳腺超声显像、肿瘤标志物、影像学检查等。

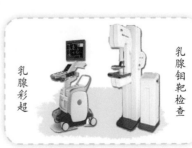

乳腺彩超

乳腺钼靶检查

22. 如何进行乳腺自检和定期体检?

答案

40岁以上女性每年要做一次全面乳房体检,20岁以上女性每3年要做一次全面乳房体检,有条件的最好请医生做检查。

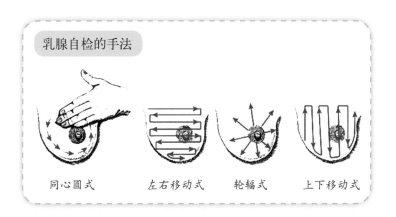

乳腺自检的手法

同心圆式　　左右移动式　　轮辐式　　上下移动式

23. 乳腺癌的常见症状有哪些?

答案

肿块、乳头溢液、乳房外形改变、疼痛、皮肤改变及不明原因的腋窝、锁骨区淋巴结肿大、上肢淋巴性水肿等。

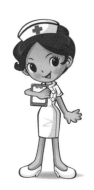

24. 人工流产和重复流产的危害是什么？

答案

　　人工流产会对女性生殖功能造成很大危害。重复流产尤其是短期内重复流产危害更大，主要是极大地增加了各种并发症的发生，例如：

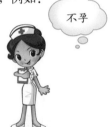

不孕

- 子宫穿孔
- 大出血
- 感染
- 慢性盆腔炎
- 宫外孕
- 早产
- 月经失调
- 闭经
- 习惯性流产等

25. 女性尿失禁是怎么回事？怎样治疗？

答案

　　尿失禁是一种不自主的尿道漏尿，它给患者造成社会活动不便和卫生方面的问题。

发病原因
- 年龄增加　妊娠和分娩的损伤
- 长期腹压增加，如长期咳嗽、便秘
- 哮喘等　肥胖　盆腔手术史
- 绝经后盆底组织萎缩等

尿失禁的治疗
保守治疗：适用于轻中度患者
手术治疗：适用于中重度患者

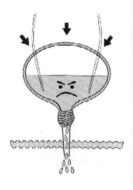

26. 如何预防女性生殖道感染？

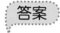 **答案**

养成良好的个人卫生习惯

- 不要用清洁剂、消毒剂、中药等冲洗阴道；
- 每天使用清水洗外阴，特别是在月经期和同房前后最好淋浴；
- 使用个人专用的洗浴用具，避免使用公共盆池洗浴，最好淋浴；
- 内裤单独清洗，并注意通风晾晒。

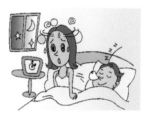

保持安全性行为

- 不要过早发生性行为；
- 双方保持性伴侣专一；
- 如性伴侣患有生殖道感染应使用安全套或避免同房；
- 坚持正确使用安全套；
- 不在经期、产褥期及人流术后发生性行为。

避免医源性感染

- 一旦发生生殖道感染，及早到医院就医，并与性伴侣同时治疗；
- 妇科检查、人工流产、放/取环及分娩都应到正规医院进行；
- 患生殖道感染的女性应避免怀孕；
- 孕期发生生殖道感染应及早治疗，以免传染给胎儿。

第二章　儿童保健

27. 计划免疫，您的孩子按时接种了吗？

答案

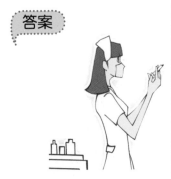

学龄前儿童预防接种程序

疫苗 \ 年龄	卡介苗	乙肝	脊髓灰质炎疫苗	百白破疫苗	流脑疫苗	麻风疫苗	乙型脑炎疫苗	麻腮风疫苗	甲肝疫苗	A+C流脑	白破疫苗
出生	●	●									
1月龄		●									
2月龄			●								
3月龄			●	●							
4月龄			●	●							
5月龄				●							
6月龄		●			●						
8月龄						●					
9月龄					●						
1岁							●				
1岁半				●				●			
2岁							●		●		
3岁										●	
4岁			●								
6岁										●	●

28. 预防接种后应注意什么？

答案

（1）不要剧烈活动，不要吃酸辣等刺激性强的食物，以免加重反应。

（2）预防接种后可能有发热、全身不适、头痛、恶心、呕吐、腹痛、腹泻、皮肤反应等全身症状出现。

（3）接种后24～28小时内，注射部位可发生红、肿、热、痛等局部反应。有时注射部位附近的淋巴结也可能肿大。

（4）如全身或局部反应严重，高热持续不退，皮肤反应越来越严重，或出现精神萎靡不振、局部化脓等情况，应去医院检查处理。

29. 什么情况下暂时不能打预防针？

答案

（1）如有发热、皮疹或感冒初期等都暂时不宜作预防接种。

（2）有急性传染病接触史的儿童应暂缓预防接种。

（3）腹泻患儿暂不服小儿麻痹糖丸疫苗。

（4）最近6周内注射过丙种球蛋白或其他被动免疫制剂者。

（5）某些传染病流行时，应暂缓某些与之有反应的疫苗的接种。例如：乙脑流行时不宜接种百日咳疫苗等。

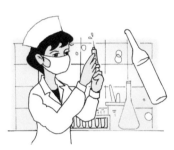

30. 什么是"百白破"三联疫苗？

答案

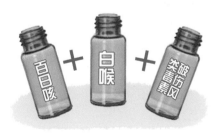

"百白破"疫苗是由百日咳疫苗、精制白喉和破伤风类毒素按适量比例配制而成，用于预防百日咳、白喉、破伤风三种疾病。

31. 孩子得了麻疹怎么办？

答案

治疗单纯麻疹重点在护理，对症治疗及预防并发症。

（1）一般治疗　隔离、休息、加强护理。出疹期间既要保证患儿一定的营养(易消化而富有蛋白质和维生素的饮食)，又要保持眼睛和口腔等的卫生，并应注意室内空气交换，但又不能让患儿直接吹风。

（2）对症治疗　高热可酌情用小剂量退热药，应避免急骤退热致虚脱；咳嗽选用止咳剂；烦躁选用镇静剂。体弱病患儿可早期应用丙种球蛋白。

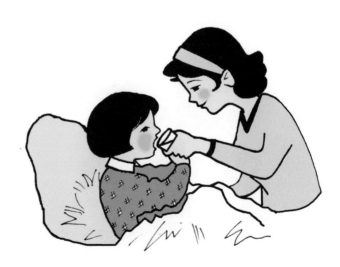

32. 婴幼儿腹泻怎样治疗？

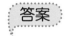

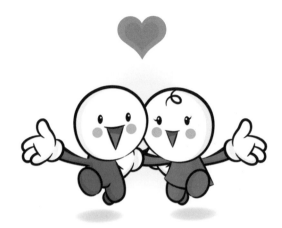

（1）调节饮食

①非感染性腹泻一般无发热等感染中毒症状，大便无黏液、脓血，化验无明显异常，或仅有少量脂肪球，应减少喂奶量和延长喂奶间隔时间，暂停或减少辅食，人工喂养者可暂给稀释乳、米汤等易消化食物，然后逐渐增加乳量。

②重型腹泻需输液时，应禁食6～12小时或更长时间，待吐、泻症状停止后，可由少到多、由稀到稠地逐渐恢复饮食，轻症要3～4天，严重吐、泻者经5～10天方可恢复正常饮食。

（2）加强护理　注意观察呕吐及腹泻物的性质并记录次数、量和排尿时间、尿量。勤换尿布、勤洗臀部，预防尿路感染和尿布性皮炎。

（3）控制感染　按医生要求用药，控制感染。

33. 婴幼儿何时开始添加钙和维生素D？

以半岁内的小宝宝为例，只要每天食母乳或配方奶600～800毫升，便可满足身体发育对钙的需求。

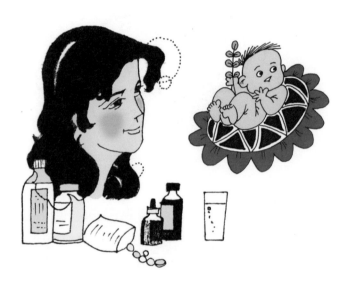

维生素D在提升钙的吸收和利用方面具有独特优势。早产儿及双胞胎应在出生后1～2周开始补充维生素D，足月儿应在出生后2～4周开始补充。剂量为：6个月以下宝宝每天补充400单位，6个月以上每天补充400～600单位，并持续到2岁至2岁半。

另外，晒太阳也是一个获取维生素D的好办法。

34. 孩子发烧怎么办？

答案

（1）保持室内空气流通，维持室内温度在25～27℃之间。

（2）温水擦拭身体　将水温调在27～37℃，然后用毛巾擦拭宝宝的全身，但是不要给宝宝洗热水澡。

（3）用酒精擦拭身体　酒精擦浴时，用小毛巾从宝宝颈部开始擦拭，以拍擦方式从上往下擦。腋窝、腹股沟处体表大动脉和血管丰富的地方要擦至皮肤微微发红。用酒精给宝宝擦拭身体时，注意婴儿胸口、腹部、脚底不要擦。

（4）冷敷　妈妈可以在宝宝的额头、手腕、小腿等处各放一块湿冷毛巾，其他部位应以衣物盖住。

（5）多补充水分　宝宝发烧了一定要多给宝宝喝水。

（6）注意穿衣适量　妈妈们都认为宝宝发烧体质弱，因此会给宝宝穿很厚的衣服或盖厚被子。其实宝宝的衣服和被子只要适量就行。否则体内的热气不能及时散出来，反而会导致宝宝的体温不能降低。

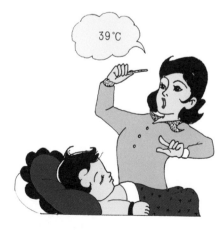

35. 大人的药减半给孩子服用可以吗？

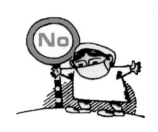

答案

　　不可以。孩子患病应在医生指导下服用儿童药物，虽然有时候孩子得病不很严重，但是错误的剂量或者错误的判断用药会对孩子有不良影响。

36. 怎样防范婴幼儿意外伤害？

答案

　　● 动物咬伤：养狗家庭应进行狂犬病毒预防。被狗咬后必须立即送往医院诊治，不要延误。

　　● 跌伤：家中有小孩应封闭阳台；患有易发生晕厥病的成年人，抱孩子时要注意，不要站在有危险的地方；损坏的门窗要及时修理，防止儿童攀爬跌倒。

　　● 窒息：应将易导致儿童窒息的物品，如针线盒、豆类、花生、瓜子、瓶盖、笔帽等物存放于幼儿不易够到的地方。

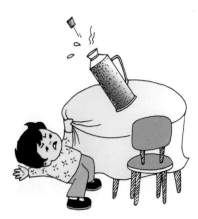

　　出现幼儿误吞物品窒息情况要马上送医院。平时要

避免儿童奔跑、讲话时进食食物；吃东西时不要玩、闹、笑；不要把花生豆等各种坚果、纽扣、果核等小粒物品给孩子放在嘴里玩；教育孩子不要把小东西塞到鼻孔、耳朵里。

● 烧烫伤：给孩子洗澡时应先放冷水再放热水；不要让孩子靠近热水瓶、装热水的杯子、灶台、电熨斗等，以免烫伤孩子。

● 交通事故：不要让12岁以下的儿童单独骑自行车上街。12岁以上的少年骑自行车必须遵守交通规则，骑行在慢车道；横穿公路时，一定注意来往的车辆；拐弯时要伸手示意，不要抢行；不要在公路上追逐打闹。

37. 您的孩子贫血吗？

答案

贫血儿童皮肤、黏膜苍白为突出表现。由于红细胞数及血红蛋白含量减低，使皮肤(面、耳轮、手掌等)、黏膜(睑结膜、口腔黏膜)及甲床呈苍白色。重度贫血时皮肤往往呈蜡黄色，容易误诊为合并轻度黄疸；相反，伴有黄疸、青紫或其他皮肤色素改变时可掩盖贫血的表现。此外，病程较长的还常有易疲倦、毛发干枯、营养低下、体格发育迟缓等症状。

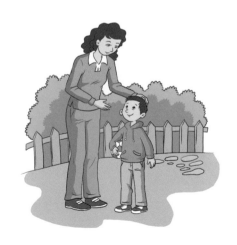

38. 胖娃娃有什么危害?

答案

（1）影响生长发育　儿童正处在生长发育最旺盛时期，骨骼中含有机物的比例大，受力容易弯曲变形。肥胖儿童体重超标太多就会加重下肢支撑关节的负担，容易造成弓形腿、平足等。

（2）影响智力开发　脑组织中含脂肪量过多容易思维迟钝、记忆力差，血液带氧不足，脑子经常处于缺氧状态。肥胖儿童经常犯困，脑子常发"悟"，上课经常注意力不集中，影响学习成绩。

（3）影响生理机能　肥胖儿童多伴有高血脂症、心功能减弱、脂肪肝、关节炎等。由于儿童胸部和腹部的脂肪蓄积量较多，影响心脏的舒张和肺的呼吸，既妨碍心肺功能的改善和提高，又影响其他机能。

（4）影响身心健康　肥胖儿童和肥胖的成年人一样有怕热、嗜睡、嘴馋、爱吃零食、不好活动等习惯。他们动作笨拙、反应迟钝，因而在集体活动中常是小伙伴们取笑、逗乐甚至讥讽的对象。例如，有的肥胖儿童由于胖而不能参加正常的社会活动，被认为是"不合群"。有的因为体育不能达标拖了全班的后腿而遭到责怪。

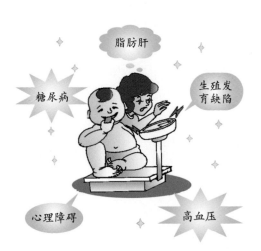

第三章 预防高血压

39. 什么是高血压？

答案

安静状态下两次不同天测量的血压：

收缩压（高压）大于等于140mmHg
舒张压（低压）大于等于90mmHg

即可诊断为高血压。

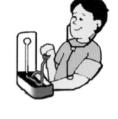

40. 高血压偏爱哪些人？

答案

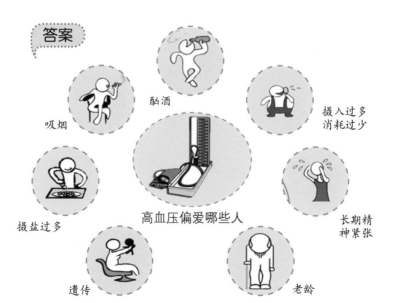

吸烟

酗酒

摄入过多
消耗过少

摄盐过多

高血压偏爱哪些人

长期精
神紧张

遗传

老龄

41. 高血压有什么症状？

劳累或精神紧张后会出现下列症状：

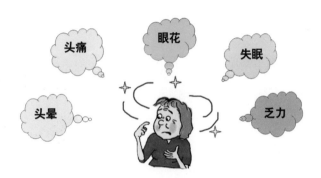

42. 高血压会给健康造成哪些危害？

答案

长期高血压会造成：

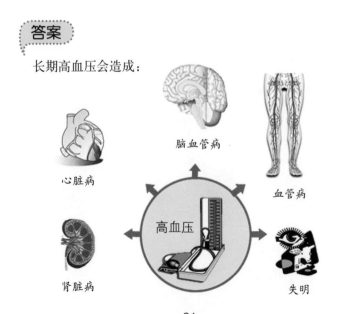

43. 怎样测量血压？

答案

　　成年人每年都应该测量血压。测量时安静15分钟后，上臂、心脏、血压计处在同一平衡水平，两臂都测量，以血压值高的数值为计数。

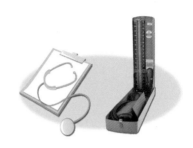

44. 确诊为高血压后还要做哪些检查？

答案

　　确诊为高血压后还应该做心电图、血生化（肝功、肾功、血脂、血糖、血钾钠等）检查。如果怀疑继发性高血压还要做其他检查。

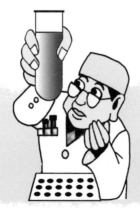

45. 发现高血压如何治疗？

发现高血压应该按照医生的嘱咐进行生活方式改变和药物治疗。

（1）非药物治疗 进行全面生活方式调整：控制体重、戒烟戒酒、保持良好心理状态、定期测量血压等。

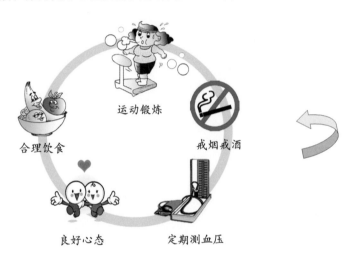

运动锻炼

合理饮食

戒烟戒酒

良好心态

定期测血压

（2）药物治疗 在医生指导下进行药物治疗，定期看医生，听从医嘱。

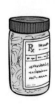
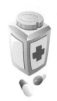

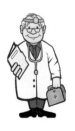

46. 高血压患者一定需要药物治疗吗？

答案

　　初发高血压，血压为：高压140～160毫米汞柱／低压90～100毫米汞柱，暂时可以不用药物治疗，先到医院进行相关检查，改变不良生活习惯，并观察和监测血压1个月，在排除其他引起高血压的疾病后，即可确诊为继发性高血压，此时需要按医嘱服用降压药物进行治疗。

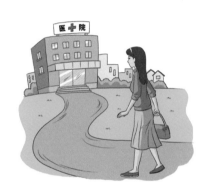

47. 高血压患者什么情况下需要看医生？

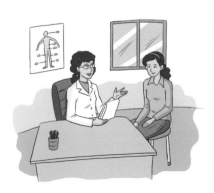

答案

　　（1）发现高压大于140毫米汞柱／低压大于90毫米汞柱，经过调整生活方式血压仍不下降。

　　（2）高血压患者服药后1个月血压没有下降。

　　（3）高血压患者突然出现血压异常升高。

　　上述现象应该看医生。

48. 高血压病人日常生活需注意什么？

答案

（1）控制食盐的用量，每人每日应控制在6克(啤酒瓶盖1盖)以内（含酱油、咸菜等盐分）。

（2）戒烟戒酒。

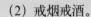

（3）少吃动物脂肪、内脏，多吃蔬菜、水果及粗粮。

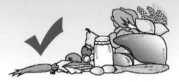

（4）增加运动量，保持正常体重。

（5）定期测血压、看医生，进行相关检查，坚持服药。有高血压家族史（父母亲患有高血压）的人更应早期监测血压。

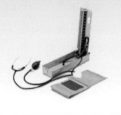

（6）保持大便通畅，必要时服用缓泻剂。

（7）培养良好性格，遇事镇静，认真思考。

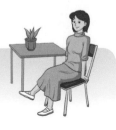

第四章 关注糖尿病

49. 什么是糖尿病？

答案

糖尿病是一组由于胰岛素分泌缺陷或胰岛素作用障碍所致的以高血糖为特征的代谢性疾病。

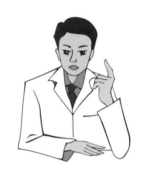

50. 糖尿病的危害有哪些？

答案

糖尿病对肾脏，心、脑血管，周围血管，物质代谢，眼底血管造成危害。

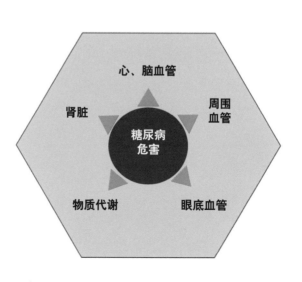

心、脑血管

肾脏

周围血管

糖尿病危害

物质代谢

眼底血管

51. 哪些人容易患糖尿病？

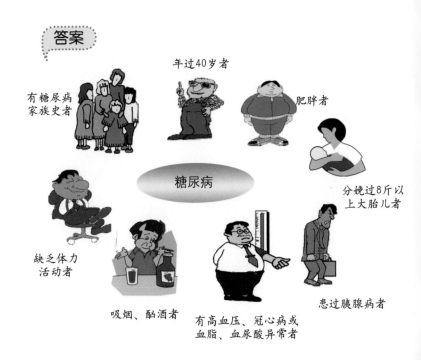

答案

年过40岁者

肥胖者

有糖尿病家族史者

分娩过8斤以上大胎儿者

糖尿病

缺乏体力活动者

吸烟、酗酒者

有高血压、冠心病或血脂、血尿酸异常者

患过胰腺病者

52. 怎样知道得了糖尿病？

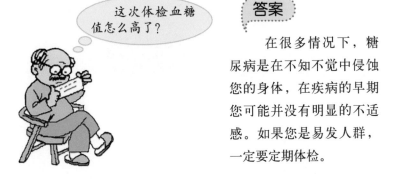

这次体检血糖值怎么高了？

答案

在很多情况下，糖尿病是在不知不觉中侵蚀您的身体，在疾病的早期您可能并没有明显的不适感。如果您是易发人群，一定要定期体检。

53. 诊断糖尿病有哪些指标？

答案

糖尿病症状＋ 任意时间血浆葡萄糖水平	≥11.1mmol/L(200mg/dl)
空腹血糖水平	≥7.0mmol/L(126mg/dl)
OGTT试验中，餐后2小时血糖水平	≥11.1mmol/L(200mg/dl)

54. 糖尿病能根治吗？

答案

糖尿病是一种全身慢性进行性疾病，目前不能根治。值得注意的是，影响糖尿病的可变因素较多，因此患者要坚持长期治疗，防止并发症的发生。

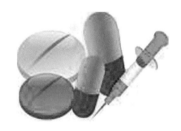

55. 糖尿病如何治疗？

答案

饮食控制、运动锻炼、接受糖尿病教育、药物治疗、定期监测血糖、看医生。

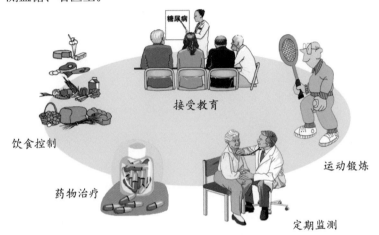

56. 糖尿病有哪些并发症？

答案

急性并发症
糖尿病酮症酸中毒、非酮症高渗昏迷、低血糖、感染等。

慢性并发症
大血管病变、动脉粥样硬化、冠心病、脑血管病等。

微血管病变
糖尿病肾病、糖尿病视网膜病变、糖尿病周围神经病变等。

57. 什么是妊娠期糖尿病？

答案

怀孕前已有糖尿病的患者，称糖尿病合并妊娠。

妊娠前糖代谢正常或有潜在糖耐量减退，妊娠期出现糖尿病，称为妊娠期糖尿病。糖尿病孕妇中80%以上为此类型，妊娠期糖尿病患者糖代谢多数于产后能恢复正常，但未来患2型糖尿病机会增加。糖尿病孕妇的临床经过复杂，对母婴均有较大危害，必须引起重视。

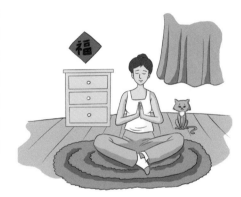

58. 低血糖有哪些危害？

答案

低血糖对人体尤其是对老年病人，其危害更甚于高血糖。

（1）低血糖时，体内的相关激素增加，造成血糖波动，病情加重。

（2）长期反复严重的低血糖发作可导致中枢神经系统不可逆的损害，引起病人性格变异，精神失常、痴呆等。

（3）低血糖还可以刺激心血管系统，促发心律失常、心肌梗塞、脑卒中等。

（4）低血糖昏迷过久未被发现可造成死亡。

第五章　冠心病要早治疗

59. 什么是冠心病？

答案

由于供应心脏的血管出现病变造成心肌血液供应不足，引起心肌缺血或坏死而发生的疾病。

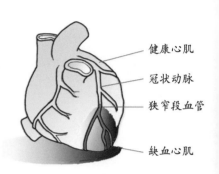

健康心肌

冠状动脉

狭窄段血管

缺血心肌

60. 冠心病有哪些类型？

答案

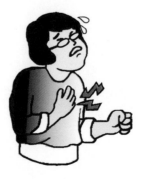

- 隐匿型冠心病
- 心绞痛型冠心病
- 心肌梗塞型冠心病
- 心力衰竭型冠心病
- 猝死型冠心病

61. 通过什么检查可以发现冠心病？

答案

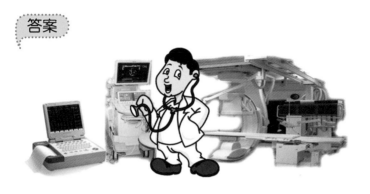

　　心电图、超声心动图、心脏CT、冠状动脉造影等检查可以确诊冠心病。

62. 冠心病的发病原因是什么？

答案

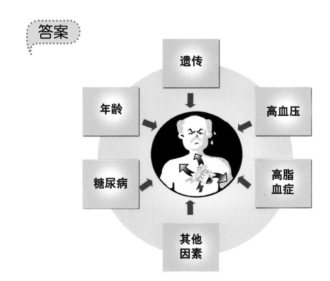

63. 冠心病常见的表现有哪些？

答案

没有症状的心肌缺血、心绞痛、心肌梗塞、心力衰竭、猝死等。

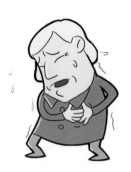

64. 心绞痛有哪些特点？

答案

一般发生在过度劳累、情绪激动、寒冷刺激、过度紧张、过度饮食等过程中。发作部位可为：胸骨后，范围如手掌大小，每次发作部位相同。也可有上腹部不适，气管或喉部压迫或堵塞感。上肢、肩背部及左臂等处疼痛。

疼痛多为压迫感，发闷、紧缩、堵塞或烧灼感，重者面色苍白，出冷汗及濒死感。疼痛持续时间3～5分钟，可一天内多次，也可几天或几星期发作一次。

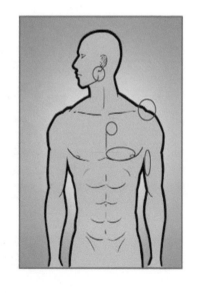

65. 突发胸痛或胸闷怎么办？

答案

　　当突然发生胸痛或胸闷时，应就地坐或躺下休息，2～3分钟后仍不能缓解，立即含服硝酸甘油或速效救心丸，并同时拨打120或999求救。

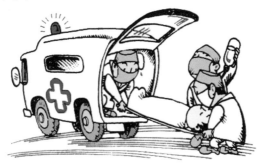

66. 哪些人要警惕冠心病？

答案

- 冠心病家族史
- 高血压
- 高血脂
- 糖尿病
- 肥胖或超重
- 长期吸烟、酗酒
- 长期精神高度紧张等

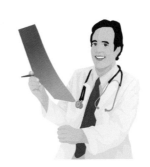

67. 冠心病患者如何预防猝死？

答案

　　一旦明确诊断为冠心病应该接受正规治疗，因为只有正规的治疗才能有效地防止猝死。到正规医院看医生、采用相关治疗。

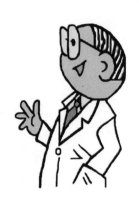

　　还要治疗相关的危险因素，包括高血压、糖尿病等等。同时应该从饮食、锻炼、戒烟戒酒、调节心理、定期看医生、做相关检查、按时服药等方面加以关注。真正预防猝死应该养成良好的生活习惯。

68. 冠心病患者出门应带齐哪三种药？

答案

硝酸甘油、速效救心丸、阿司匹林300毫克，以备发病时急用。

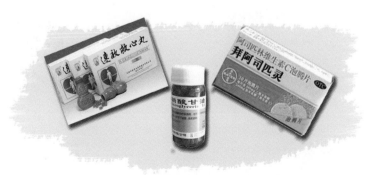

第六章　防治脑血管病

69. 什么是脑血管病？

答案

　　脑血管病是指因脑血管破裂出血或血栓形成，引起的以脑部出血性或缺血性损伤症状为主要临床表现的一组疾病。

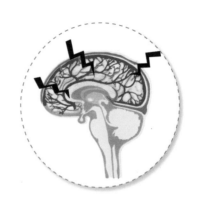

70. 脑血管病的危害是什么？

答案

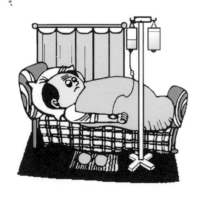

　　缺血性脑血管病会发生脑血栓、脑梗死，导致偏瘫、精神心理异常等。

　　出血性脑血管病会发生脑溢血，重者会导致死亡。

71. 哪三个动作可识别早期脑血管病？

答案

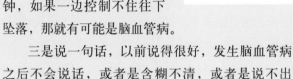

一是对着镜子笑，如果两边的嘴角不对称了，说明发生了面瘫。

二是举双手，坚持10秒钟，如果一边控制不住往下坠落，那就有可能是脑血管病。

三是说一句话，以前说得很好，发生脑血管病之后不会说话，或者是含糊不清，或者是说不出来，说明出现了语言障碍。

72. 怎样预防脑血管病？

答案

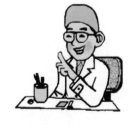

（1）纠正不良的生活习惯，如长期大量吸烟、酗酒；高脂肪、高盐饮食；

（2）注意劳逸结合，避免长期高度精神紧张；

（3）积极治疗高血压、高脂血症、糖尿病等疾病；

（4）定期体检，发现疾病及时看医生；

（5）高龄老人放缓动作。

73. 什么是脑卒中？

答案

　　脑卒中也称脑中风，是因各种诱发因素引起脑内动脉狭窄、闭塞或破裂，而造成急性脑血液循环障碍。脑卒中分为缺血性脑卒中和出血性脑卒中。

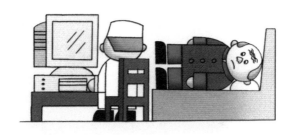

74. 哪些症状提示可能发生了脑卒中？

答案

　　脑卒中是一系列症状的集合，其严重程度和持续时间有很大不同，主要包括：面部、手臂或腿部，尤其是身体的一侧，突然感到无力，精神突然产生混乱，语言和理解力混乱，单眼或双眼突然出现视力问题，突然无法行走，头晕眼花，失去平衡或协调能力，突然出现不明原因的严重头痛。这些症状可能只是暂时的，只持续几分钟或几小时，但不能完全消除。

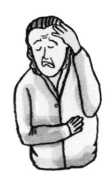

75. 怎样预防脑卒中？

答案

（1）定期进行体检，着重了解血压、血糖、血脂以及体重指数；

（2）有危险因素发生时，应请教医生，最好请专科医师予以指导治疗；

（3）戒除不良习惯，如吸烟、酗酒、不运动等；

（4）改善饮食结构，保持清淡。多蔬菜水果，少油腻、低盐饮食，过饱饮食不利健康；

（5）适当增加活动，多从事力所能及的劳动和体育锻炼，维持理想体重；

（6）调整生活方式，劳逸结合，保证充足的睡眠；保持心情舒畅，遇事切忌激动、暴怒，忌过度疲劳；

（7）积极治疗高血压病、糖尿病、高脂血症等疾病。

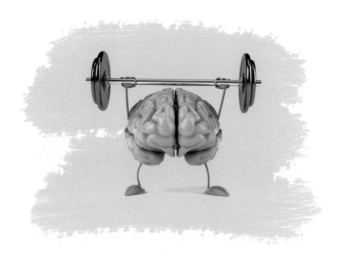

第七章　远离传染病

76. 普通感冒与流感有什么区别？

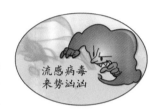

流感和普通感冒都是呼吸道传染病，均易发于冬季，都有不同程度的发热和呼吸道症状，但两者是完全不同的疾病。普通感冒的病原是感冒病毒，而流感是由流感病毒引起的，主要见于冬、春季节，两者之间最重要的区别则是各自危害不同。普通感冒如没有并发症1周内可自愈，很少危及生命安全。流感则会导致很多严重并发症如肺炎等，从而增加了死亡率。

77. 如何预防流感？

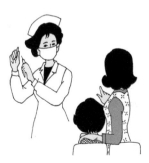

（1）注射疫苗：流感疫苗是预防和控制流感的措施之一。每年在流行季节前接种一次，免疫力可持续一年。

（2）日常预防：室内经常通风，养成勤洗手的习惯，患感冒者应注意打喷嚏捂鼻和洗手，患感冒的病人应做好隔离。

（3）流感发病季节尽量避免去人流较多的公共场所。

78. 禽流感会传染人吗？

答案

　　一般情况下，禽流感病毒并不容易使人类发病，但人与畜、禽的频繁接触，可能使禽流感病毒的某些毒株发生变异，获得对人的致病性并在人群中传播。

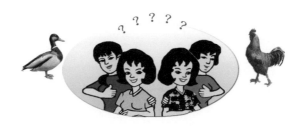

79. 什么是人感染H7N9？

答案

　　人感染H7N9禽流感是由H7N9亚型禽流感病毒引起的急性呼吸道传染病。感染H7N9禽流感病毒的病人会出现呼吸道症状，包括发热（体温大多持续在39℃以上）、咳嗽、呼吸困难、严重肺炎等。

　　目前人感染H7N9禽流感病毒的传染源尚未确定，但高度怀疑传染源可能为携带H7N9禽流感病毒的禽类及其分泌物或排泄物。经呼吸道传播，也可通过密切接触受感染禽类或其分泌物、排泄物等被感染。

80. 夏秋为什么容易发生腹泻？

答案

夏秋季节由于气温增高，是细菌病毒容易滋生的季节，也是引发腹泻的高发季节。常见的腹泻原因：

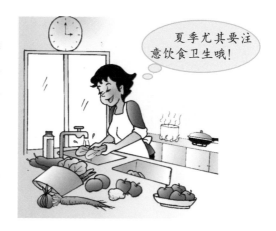

（1）细菌感染 食用了有害细菌污染的食品、水或饮料；

（2）病毒感染 人体通过食物或其他途径感染多种病毒后引起病毒性腹泻；

（3）食物中毒 变质食品、未烹饪熟透的菜肴、污染的水源是主要传染源，不洁手、餐具和带菌苍蝇是主要传播途径；

（4）饮食贪凉 夏天，很多人喜欢吃冷食，喝凉啤酒，结果可导致胃肠功能紊乱，肠蠕动加快；

（5）消化不良 夏天饮食无规律、进食过多、进食不易消化的食物，或者由于胃动力不足导致食物在胃内滞留；

（6）着凉腹泻 夏季炎热，人们由于贪凉，腹部很容易受凉，致使肠蠕动增加而导致腹泻；

（7）水土不服 因为离开了熟悉的生活环境，全身及敏感的消化系统都会发生相应的反应和变化。

81. 如何预防手足口病？

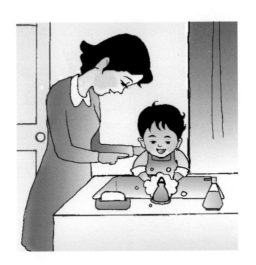

（1）注意环境和个人卫生，幼儿园及家庭要经常开窗通风，保持居室空气清新。

（2）饭前便后、外出归来、一定要让孩子洗手。

（3）手足口病的患儿应做好隔离。

（4）孩子的被褥、餐具、玩具等用品，要及时消毒，防止病从口入。

（5）疾病易发季节少让孩子去拥挤的公共场所，减少被感染的机会。

（6）注意孩子的营养、休息，防止过度疲劳。

（7）注意观察孩子的体温、口腔和手，一旦发现异常马上就医。

82. 狂犬病是怎样传播的？

（1）通过抓、咬伤感染。病毒在哺乳动物中传播，其中鬣狗可长期携带病毒而无症状。

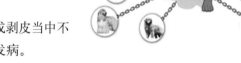

（2）宰杀狗或剥皮当中不慎刺伤手部感染发病。

（3）食入感染了狂犬病毒的动物肉而得病。

（4）野生哺乳动物把病毒传染给狗、猫、猪、牛等家畜，最后至人。

83. 如何预防狂犬病？

（1）控制和消灭传染源。狂犬是人类狂犬病的主要传染源。因此，对犬进行免疫，捕杀狂犬、野犬，是狂犬病的最有效措施。

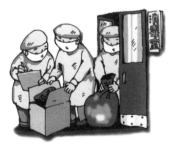

（2）在狂犬病流行区内应在最短时间对犬进行免疫，患狂犬病的猫也是传染源之一，有条件的地方也可对猫进行免疫。凡是发现患狂犬病的动物，都应立即捕杀、深埋。

84. 结核病是如何传播的？

（1）飞沫–呼吸道，是结核病最主要的传染途径。病人讲话、咳嗽、打喷嚏，会释放出很多带结核杆菌的飞沫，易感者吸入了这种飞沫，即可被感染。肺结核病人如果把痰吐在地上，痰液干燥后，结核杆菌与尘埃混在一起飞扬在空气中，被健康人吸入肺内也可引起感染。

（2）食物传染。与结核病人共用餐具或吃病人剩下的食物易食入结核杆菌，饮用未经消毒的牛奶或乳制品等也可感染。

（3）垂直传播。患有结核病的母亲在怀孕期间，其体内的结核杆菌可通过脐带血液进入胎儿体内，胎儿也可因咽下或吸入含有结核杆菌的羊水而感染，从而患上先天性结核病。

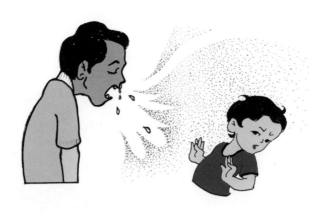

85. 什么是乙肝"大三阳"、"小三阳"?

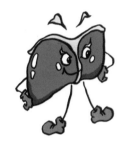

乙肝大三阳：是指在乙肝两对半检查中乙肝表面抗原、e抗原及核心抗体为阳性或HBsAg(+)、HBeAg(+)、抗HBc(+)。

乙肝小三阳：是指在乙肝两对半检查中乙肝表面抗原、e抗体及核心抗体为阳性或HBsAg(+)、HBeAb(+)、抗HBc(+)。

86. 慢性乙肝应该如何治疗?

答案

慢性乙肝患病日久，会沿着"乙肝—肝硬化—肝癌"的方向演变，建议积极治疗，阻止病情向肝纤维化或肝硬化的方向发展，具体治疗，要根据相关检查和诊断由医生决定。

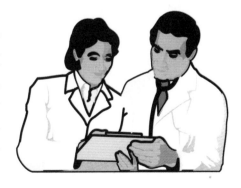

87. "打摆子"是怎么回事？

答案

由疟原虫引起的传染性寄生虫病，俗称"打摆子"。

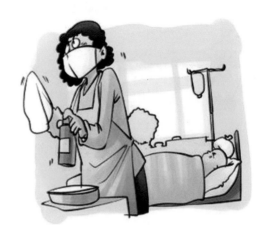

表现：典型发作者，先发冷发抖，皮肤起鸡皮疙瘩，面色绀紫，半小时到1小时体温迅速升高，头痛面红，恶心呕吐，全身酸痛，神志模糊，胡言乱语，持续4～8小时后体温下降，全身出汗，部分患者口鼻出现疱疹，日久未治者可并发巩膜黄疸、贫血、肝脾肿大等疾患。非典型发作者，体温可达42℃，昏迷。恶性发作者，剧烈头疼，恶心呕吐，烦躁不安，精神错乱，腹痛腹泻，抽搐昏迷，偏瘫失语。寒冷型者有出汗、体温和血压下降等特征，如不及时抢救则愈后不良。

88. 疟疾应该怎样治疗？

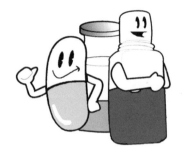

（1）基础治疗。

（2）病原治疗。目的是既要杀灭疟原虫以控制发作，又要防止复发，并要杀灭配子体以防止传播。具体用药听从医嘱。

89. 蚊子能传播哪些疾病？

答案

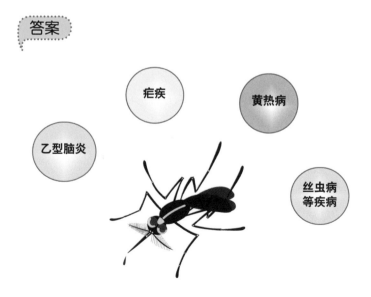

疟疾

黄热病

乙型脑炎

丝虫病等疾病

90. 怎样防治血吸虫病?

> **答案**

（1）消灭传染源　对患者、病畜采用药物进行群体治疗，对野生动物采用捕杀的方法。

（2）粪便管理及杀卵

①化学杀卵：采用杀卵药物杀卵。

②保护水源：查清粪便污染的主要原因及其方式，针对性地采取措施减少污染。

③高温堆肥法：将人畜粪便、作物秸秆、杂草等堆积起来，持续5～7天可杀死虫卵。

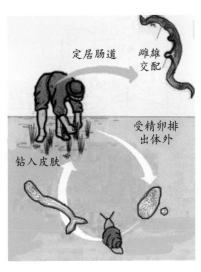

④消灭钉螺：土埋灭螺、药物灭螺。

⑤个人防护：在感染性钉螺密度高的江湖洲滩地区，采取物理和化学方法杀灭和排除水中尾蚴。

⑥安全供水：可分别采用挖浅井、分塘用水、河心深处汲水、沙缸滤水等方法。有条件的地方可兴建自来水厂、站，以达到安全供水的目的。

⑦健康教育：目的是提高人群的卫生知识水平，增强自我保健意识。

⑧监测：通过监测，了解疾病发展动态和趋势及其有关的因素，为评价、修改防治措施提供科学依据。

91. 常见的性病有哪些？

答案

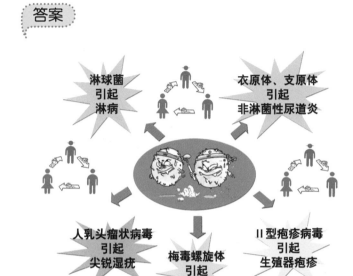

淋球菌
引起
淋病

衣原体、支原体
引起
非淋菌性尿道炎

人乳头瘤状病毒
引起
尖锐湿疣

梅毒螺旋体
引起
梅毒

II型疱疹病毒
引起
生殖器疱疹

92. 性病对家庭有哪些危害？

答案

性传播疾病可以传染配偶及子女，造成不良社会影响、婚姻离异等。

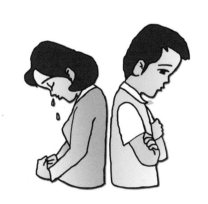

93. 什么是淋病？有哪些临床表现？

答案

淋病主要通过性交及其他性行为感染引起，可造成泌尿生殖器慢性炎症，进而可导致不育或不孕。

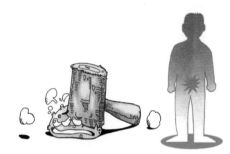

94. 什么是艾滋病？有哪些症状？

答案

艾滋病也称获得性免疫缺陷综合征，严重者可导致死亡。目前，艾滋病已成为严重威胁世界人民健康的公共卫生问题。

艾滋病的临床症状一般开始症状像伤风、流感，全身疲劳无力、食欲减退、发热、体重减少，随着病情的加重，皮肤、黏膜出现白色念球菌感染，单纯疱疹、带状疱疹、紫斑、血肿、

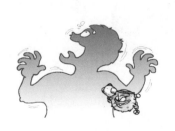

血疱、滞血斑、皮肤容易损伤，伤后出血不止等；以后渐渐侵犯内脏器官，不断出现原因不明的持续性发热，可长达3~4个月；还可出现咳嗽、气短、持续性腹泻便血、肝脾肿大、并发恶性肿瘤、呼吸困难等。

95. 艾滋病主要有哪三条传播途径？

艾滋病主要有三条传播途径，其中主要的是通过性传播和血液传播，一般的接触（如一起吃饭、握手等）不会传染艾滋病。

（1）性接触传播：包括同性及异性之间的性接触。艾滋病病毒经常存在于艾滋病患者和感染者的精液及阴道分泌物中，因此如果性接触时没有采取保护措施，艾滋病病毒就可以通过性交（包括正常性交、肛交及口交）的方式在男女之间、男男之间传播。

（2）血液传播：用静脉注射的方式吸毒的人常常会几个人甚至更多的人共用一支注射器，如果其中有一个人带有艾滋病病毒，那么共用一支针管的人就可能被感染。另外，输入被艾滋病病毒污染的血液或血液制品，使用被艾滋病病毒污染而又未经严格消毒的注射器、针头，都可能感染艾滋病。

（3）母婴传播：如果母亲是艾滋病患者或感染者，在怀孕、分娩过程中，婴儿可以受到母亲携带的艾滋病病毒的感染。另外，感染艾滋病病毒的母亲，乳汁中可能带有艾滋病病毒，当婴儿吸吮乳汁时，也可感染艾滋病。

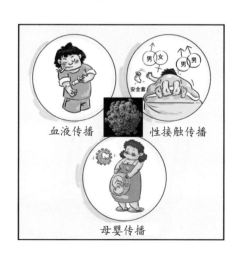

血液传播　性接触传播

母婴传播

第八章　医学常识

96. 如何处理切割伤？

（1）一般刀伤的处理：将双手洗净，以清水清洁伤口；擦上消毒药水，盖上消毒纱布，包扎固定。

（2）严重刀伤的紧急处理：压迫止血，直接用纱布、手帕或毛巾按住伤口，再用力把伤口包扎起来，以暂时使出血缓下来。止血点指压法：所谓止血点，就是在出血的伤口附近靠近心脏的动脉点，找到止血点用力按住，减少出血量。止血带止血法：严重的血流不止时，用布条、三角巾或绳子绑在止血点上，扎紧；每15分钟略松开一次，以避免组织坏死。最好在40分钟以内送医院急救。

（3）如果是小伤口可以用清水或生理食盐水稍微冲洗，以伤口为中心环形向四周冲洗，然后用干净纱布包扎。当伤口结痂时就可以不用包了。

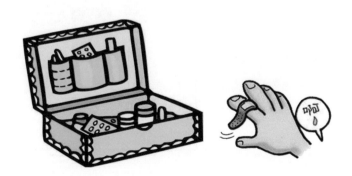

97. 怎样判断是否骨折了？

答案

跌倒后肢体外形发生改变、不能活动、剧痛、被摔伤部位有骨擦音或骨擦感，有可能是发生了骨折。

此时应及时拨打急救电话或通知家人（尽量平行将伤者端放于担架或类似物体上），尽快到医院进行检查和治疗。

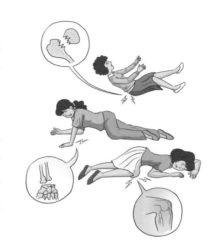

98. 烫伤如何处理？

答案

（1）用清水冲洗伤口，无论是开水烫伤还是蒸汽烫伤，如果伤口没有破开，则浸泡10分钟左右。如果伤口处已破，不可再行浸泡，以免感染。如果烫伤面积过大，也可用毛巾蘸水敷在不能用水冲洗的部位。

（2）不要急切地脱掉衣物，以免撕裂烫伤后的水疱，可先用水冲洗降温，再小心地去掉衣物。

（3）正确处理水疱。烫伤处的水疱不要弄破，以免留下疤痕，较大的水疱或处在关节处较易破损处的水疱则需用消毒针扎破，如果水疱已经破掉，则需用消毒棉签擦干水疱周围流出的液体。

（4）用纱布进行包扎。可先在烫伤处涂上一些烫伤药膏，然后用干净纱布包扎，两天后解开纱布，查看创处，如果出现好转，应继续涂药膏，然后再行包扎。一般的烫伤两周内可愈合，如果发现伤口处感染，应立即找医生治疗。

（5）烫伤过于严重时，应先用干净纱布覆盖或暴露，然后迅速送往医院就医，不可在创面上涂抹药物。

注意事项

不要使用冰块冷敷创口处。

不可烫伤后立刻涂抹牙膏。

不要使用酱油涂抹伤口。

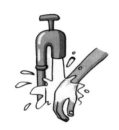

99. 动物抓咬伤如何处理？

答案

（1）触摸或喂养动物，被舔皮肤时，如无皮肤破损，无需采取任何治疗措施。

（2）如有轻度擦伤或抓伤，而无流血，也应立刻接种疫苗。

（3）一处或多处皮肤穿透性咬伤，唾液已经污染黏膜，应立刻使用抗狂犬病血清和接种疫苗，伤口根据情况进行局部处理，到指定医疗机构进行专科处理。一般伤口的

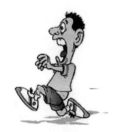

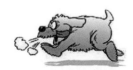

处理：应尽快用3%～5%肥皂水或0.1%新洁尔灭反复冲洗；挤出污血，冲洗后用70%酒精擦洗及浓碘酒反复涂拭，伤口一般不予缝合或包扎。如果是蛇、蜈蚣等不明野生动物咬伤，除了上述方法外，应马上在伤口的上端2～3厘米处用布带扎紧，每15～30分钟放松1～2分钟，尽快到指定的医疗机构检查治疗。

100. 蜂、蝎蜇伤如何处理？

 答案

如蜇在四肢，立刻在被蜇处上方扎止血带，同时用3%的氨水清洗伤处，也可用一定比例的高锰酸钾清洗20分钟，以防毒汁蔓延。然后用拔火罐将蝎毒吸出。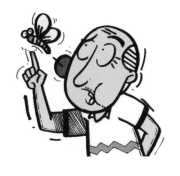

如有冰块或者明矾加米醋调成的糊状物，可以敷在伤处止痛。

可将蛇药（主要是眼镜蛇咬伤药）捣碎后与凉开水调匀敷在蜇伤处。可将大青叶和半边莲内服外敷。

中药附子加食醋研磨，用磨后的汁水敷在伤处，并尽量多喝开水，使毒素外排。

若采取以上方法后仍然没有起色，甚至出现呼吸困难等症状，应立即去医院请医生治疗处理。

101. 接触农药有哪些危害？

答案

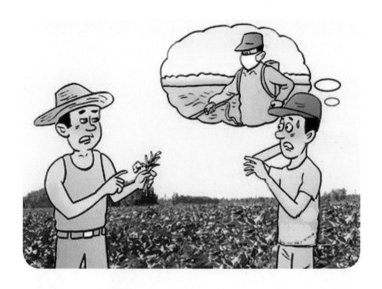

　　农药作为杀虫、杀菌剂，有的同时会对人、畜产生致畸、致突变作用，有的还存有潜在的致癌威胁，有些可引发不育症等。

　　目前我国颁布了5批农药安全使用标准，规定10类农药禁止在农业上使用。必须使用农药时，使用前一定要认真阅读使用方法，严格按照规定进行浓度配比，配比时应注意皮肤、眼、口、鼻的保护。

102. 什么是非处方药？

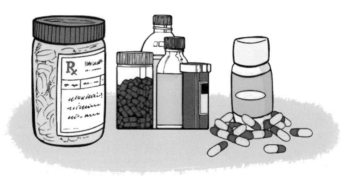

　　非处方药是指为方便公众用药，在保证用药安全的前提下，经国家卫生行政部门规定或审定后，不需要医师或其他医疗专业人员开写处方即可购买的药品，一般公众凭自我判断，按照药品标签及使用说明就可自行使用。非处方药在美国又称为柜台发售药品，简称OTC药。这些药物大都用于多发病、常见病的自行诊治，如感冒、咳嗽、消化不良、头痛、发热等。

　　为了保证人民健康，我国非处方药的包装标签、使用说明书中标注了警示语，明确规定药物的使用时间、疗程，并强调指出"如症状未缓解或消失应向医师咨询"。

103. 家庭必备小药箱应包含哪些东西？

答案

内服药物：

（1）安定——具有镇静、催眠等作用。失眠者可于睡前服用，但久服易成瘾。

（2）晕海宁——患晕动病者乘车、船、飞机前半小时服用，能避免眩晕、呕吐等反应。

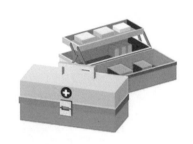

（3）扑热息痛——可用于感冒、发热、头痛、神经痛与关节痛等。

（4）阿司匹林——能退热、止痛、抗炎、抗风湿。其小剂量还可预防血栓。但对胃有刺激性，最好用肠溶片。

（5）感冒清热冲剂——用于治疗伤风感冒引起的头痛发热、咳嗽咽干、全身酸痛、鼻流清涕等病症。在感冒初起时及时服用，效果尤佳。

（6）多酶片——若消化液分泌不足，造成食物消化发生障碍，或饱餐过食，某些肠道传染病的恢复期出现功能性消化不良时，可在饭时服用多酶片。

（7）息斯敏——可用于过敏性鼻炎、结膜炎、风疹块等疾患，无嗜睡反应。但孕妇禁用。

（8）六神丸——为消肿解毒药，可用于急性扁桃体炎、咽喉炎、痈疽疮疖等症。

（9）牛黄解毒片——可用于目赤、咽喉炎、急性扁桃体炎、口腔溃疡、齿龈炎和疖肿等症。

（10）云南白药——有止血、祛瘀功效，既可用于外伤，又能治疗胃肠、子宫等内出血。孕妇忌用。

外用药物：

（1）碘酒——可用于治疗疖子初起、皮肤擦伤、毒虫咬伤、无名肿毒等症。已破损的皮肤及伤口黏膜不宜使用。

（2）酒精——75%浓度用于皮肤与体表消毒，50%浓度酒精涂擦皮肤，既可防治褥疮，也可作为高热病人的降温措施之一。

（3）高锰酸钾——0.1%溶液可用于肛裂、痔疮、妇女外阴炎症等治疗。勿用开水溶解，因易分解，溶液变褐紫色已失效。

（4）风油精——能提神醒脑，可防治晕车、头痛及蚊叮虫咬等症。

（5）绿药膏——可用于轻度烫伤、烧伤、冻伤及皮炎等症。

（6）金霉素眼膏——可用于结膜炎、沙眼、麦粒肿，也可用于鼻黏膜肿痛等。

（7）创可贴——有止血消炎作用，适用于切口整齐、表浅、较小的不需要缝合的割伤。

> **说明**
>
> 　　家庭小药箱里各种药物的服用和使用都必须看清楚药品说明书，了解其适应症、副作用和禁忌症，按照剂量和要求服用或使用，同时还要看清楚有效日期。

104. 家庭药物如何存放？

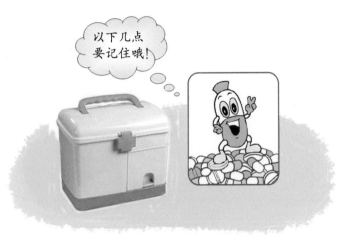

（1）正确保存药品的目的是防止药品受外界环境的影响发生物理或化学变化。因此保存药品的首要原则就是避光、避湿、避热。

（2）有些药瓶里有干燥剂和棉花，开瓶后这些都应该丢掉。

（3）家庭药品不能保存在浴室和厨房内，这些地方湿度大，容易使药品受潮变质。

（4）一般药品不建议放冰箱，如果是要求冷冻保存，要放在冷冻室里冰冻。要求冷藏保存，应放在冷藏室保存，如胰岛素、降钙素、降纤酶等药物放在冰箱的冷藏室里就可以。

（5）要定期清理存药，将过期的药品及时丢掉。有的人愿意将没吃完的同名药合在一起放在一个瓶中，建议应放在原包装中贮存，因为药品的保质期是不同的。

105. 药品过了保质期还能服用吗？

答案

药物一旦开封其保存期是要缩短的，因此一定要注意使用期限，开封的药品快到期和过期的都应该丢掉，否则这些药不但不会起到治病的作用，反而会对身体造成危害。

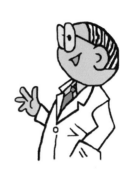

106. 正常体温是多少？怎样测量体温？

答案

人体正常体温平均在36～37℃之间（腋窝），超出这个范围就是发热，37.5～38℃为低热，38～39℃为中度发热，39～40℃为高热，40℃以上为超高热。儿童腋窝温度在35.9～37.2℃之间。超过正常范围0.5℃以上时称为发热。

人体正常体温的测量方法是：在早晨8点左右、午后3点左右、晚上8点左右各测一次体温，连续测量

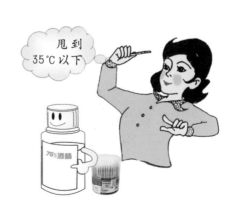

几天，取其最稳定的值即为正常体温。

测体温时，应先将体温表的水银柱甩到35℃以下，再用棉签蘸酒精擦拭消毒。现在多数人测量腋下温度，年龄小或昏迷的小儿可采用肛门测温。

107. 发烧了就要马上用退烧药吗？

应根据体温的读数做决定。一般体温低于38.5℃，可不必服用退烧药，采用物理降温的方法，如用温水擦浴、凉毛巾湿敷额头等。如果体温超过39℃，应到医院检查和治疗。

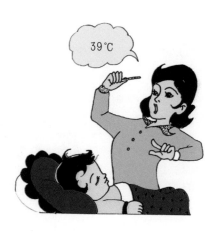

108. 煎中药时选用哪些器皿？

答案

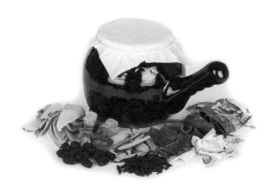

　　煎中药时最好用陶器、砂锅等，切忌用带油垢的锅、铁锅、铝锅和其他金属器皿。因为油垢中可能含有致癌物——3，4-苯并芘，会对人体健康造成危害；铁器可以和汤药中的鞣质、生物碱、蒽醌类、香豆素及其糖苷等成分发生化学反应，服后对人体产生不良影响。

图书在版编目（CIP）数据

妇幼保健100问/中国农学会，中华医学会组编.-
北京：中国农业出版社，2014.5
　（农村妇女科学素质提升行动科普丛书）
　ISBN 978-7-119-19071-9

　Ⅰ.①妇... Ⅱ.①中... ②中... Ⅲ.①妇幼保健-
问题解答 Ⅳ.①R17-44

中国版本图书馆CIP数据核字（2014）第070528号

中国农业出版社出版
（北京市朝阳区农展馆北路2号）
（邮政编码 100125）
责任编辑　孟令洋

————————

中国农业出版社印刷厂印刷　　新华书店北京发行所发行
2014年6月北京第1版　　2014年6月北京第1次印刷

开本：889mm×1194mm　　1/32　　印张：2.5
字数：100千字　　印数：1～10 000册
定价：15.00元
（凡本版图书出现印刷、装订错误，请向出版社发行部调换）